Contribution à l'Hygiène des Villes

LA DIPHTÉRIE

A FÉCAMP

PAR

Le Docteur LÉON DUFOUR

ANCIEN INTERNE DES HOPITAUX DE NANCY

LAURÉAT DE LA FACULTÉ DE MÉDECINE DE NANCY

AVEC UN PLAN DE FÉCAMP

et un Tracé schématique

FECAMP

IMPRIMERIES RÉUNIES L. DURAND ET FILS

1888

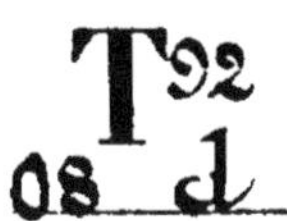

LA DIPHTÉRIE
A FÉCAMP

PUBLICATIONS DU MÊME AUTEUR

De l'Aphasie liée à une lésion du lobule de l'insula de Reil.
(Thèse. Nancy 1881).

Jaborandi dans la pleurésie.
(Gazette des Hopitaux 1882).

Nécrose des maxillaires inférieur et supérieur gauches, chute du supérieur — à la suite de la rougeole.
(Gazette des Hopitaux 1883).

De la fièvre intermittente à type bi-quotidien comme signe prémonitoire d'une affection plus ou moins grave concomitante et insidieuse.
(Gazette des Hopitaux 1884).

Contribution à l'étude des fractures du col du fémur.
(Gazette des Hopitaux 1884).

Contribution à l'étude du traitement du diabète par le Bromure de Potassium.
(Journal de Médecine de Paris 1884).

Cas de lithiase de la vésicule biliaire — calcul énorme unique et sans facettes, s'étant fait jour à travers la paroi abdominale.
(Journal de Médecine de Paris 1884).

Cas d'hémiplégie droite d'origine tuberculeuse.
(Normandie Médicale 1886).

Contribution à l'Hygiène des Villes

LA DIPHTÉRIE

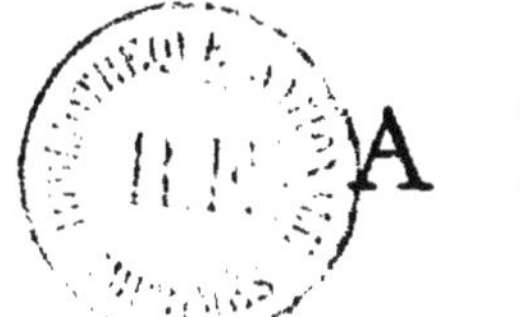

A FÉCAMP

PAR

Le Docteur LÉON DUFOUR

ANCIEN INTERNE DES HOPITAUX DE NANCY

LAURÉAT DE LA FACULTÉ DE MÉDECINE DE NANCY

AVEC UN PLAN DE FÉCAMP

et un Tracé schématique

« *Pro scientiâ, Urbe et Patriâ* »

FÉCAMP

IMPRIMERIES RÉUNIES L. DURAND ET FILS

1888

A Monsieur le Docteur GIBERT,

du Havre.

Permettez, cher Monsieur, que je mette votre nom en tête de ces quelques notes, c'est un faible témoignage de reconnaissance bien vive et de grande estime.

Voudrez-vous m'accorder toute votre indulgence ? Les imperfections sont nombreuses dans cette étude, mais, vous le savez, le temps manque aux médecins de campagne pour faire aussi bien qu'ils le voudraient. Ce n'est guère qu'au retour de longues courses et bien fatigués, qu'il leur faut jeter leurs réflexions sur quelque feuillet.

J'ai cru pourtant qu'il y avait un devoir impérieux à signaler certaines choses que vous rencontrerez au cours de ces lignes. C'est dans ce devoir que j'ai puisé ma confiance. Ai-je eu tort ?

Fécamp, Avril 1888.

INTRODUCTION

Dès notre arrivée à Fécamp, il y a six ans passés, une chose entre toutes nous frappa beaucoup, c'était l'énorme quantité de cas de diphtérie qu'il nous était donné de soigner.

Voyant, chaque année, le nombre d'enfants diphtéritiques aller croissant, nous finîmes par nous proposer de rechercher la marche du fléau, ses causes et, si cela se pouvait, un mode d'arrêt à son envahissement.

C'est ce sujet que nous abordons aujourd'hui. Les devoirs de la clientèle nous ont contraint à restreindre notre tâche et à ne pas aborder la partie expérimentale que nous avons cependant la résolution de continuer, et sur laquelle nous espérons pouvoir revenir plus tard.

Nous n'avons donc fait que colliger nos observations. C'est leur résumé que nous donnons aujourd'hui, en priant le lecteur, si toutefois nous en avons, de bien vouloir nous accorder toute son indulgence, en ne voyant dans ces notes que le but que nous avons désiré atteindre : *Etre utile.*

Déjà, dans notre contrée, deux auteurs se sont occupés récemment de la diphtérie : notre excellent confrère et ami le docteur Paul Valin, dans son travail inaugural : *Etude sur la Diphtérie dans le département de la Seine-Inférieure et sur les résultats obtenus à Rouen, par la Trachéotomie, dans les cas de croup.* — Le second également dans sa thèse de doctorat, le docteur J. M. Roger, du Havre, *La Diphtérie au Havre, sa dissémination, ses causes, moyens de les combattre.*

Nous les avons parfois mis à contribution, qu'ils veuillent bien en recevoir tous nos remerciments.

QUELQUES MOTS SUR LA CLIMATOLOGIE DE FÉCAMP

Les notes qui suivent ont été recueillies dans l'ouvrage remarquable, *La Climatologie de la Ville de Fécamp,* de M. Eugène Marchand, travail à la collaboration duquel notre bien regretté ami, Charles Marchand, a été si tristement et si prématurément enlevé.

La ville de Fécamp, chef-lieu de canton de l'arrondissement du Havre, est dans une vallée comprise entre 1° 57' 12" de longitude O. et 49° 45' 24" de latitude N. Cette vallée est longue et étroite, ouverte de l'E.-S.-E à l'O.-N.-O. Elle est riveraine de la Manche, encaissée entre des coteaux élevés de 100 mètres environ au-dessus du niveau moyen de la mer, au bord de laquelle ils se terminent brusquement par des falaises taillées à pic dans les assises de la craie blanche. Le point culminant est au côté N., à l'endroit où se dressent le Phare, le Sémaphore et la Chapelle de N.-D.-du-Salut.

Une rivière parcourt la vallée, dite « Rivière de Fécamp », formée par les eaux qui s'écoulent par les vallées de Valmont et de Ganzeville.

Le Gulf-stream exerce une action, peu marquée, sans doute, mais sensible, cependant, sur le climat de notre ville, et lui assure une température supérieure à celle que l'on ressent alors, aux mêmes instants, à Paris.

Pendant l'été, son action cesse d'être appréciable pour nous; elle est même contrebalancée par la vaporisation incessante des eaux de la Manche qui baignent notre plage, et dont la température, alors inférieure à celle de l'air qui les recouvre, détermine pour notre contrée un abaissement très sensible dans les manifestations du thermomètre.

La valeur moyenne de la température à Fécamp est de 10° 14.

Pour chaque saison, la température moyenne est celle-ci :

HIVER (Décembre-Janvier-Février)...	4°, 9	Avec des oscillations de	5°, 7
PRINTEMPS (Mars-Avril-Mai).........	8°, 9		3°, 1
ÉTÉ (Juin-Juillet-Août).............	15°, 7		2°, 6
AUTOMNE (Septembre-Octobre-Nov.) .	10°, 8		2°, 7

C'est donc pendant l'hiver que les oscillations font le mieux sentir leur intensité.

Les deux plus forts *maxima* observés en 30 ans, sont 33°,7 et 33°,4, le plus faible 22°,9.

Ceux des *minima* sont : 15°,3 et 15°,6.

Les dates des 13 et 14 janvier et celle du 13 juillet sont celles des plus grands froid et chaleur.

Le froid plus vif que l'on ressent dans notre vallée que dans l'intérieur des terres, tient à l'acuité des courants aériens de notre région. Ces courants soustraient à notre corps une partie de son calorique et, par contre, provoquent un refroidissement proportionnel tout à la fois à la vitesse du courant d'air et à la différence de sa température propre d'avec celle de notre corps, comme aussi du degré de saturation hygrométrique dont ce dernier est pourvu.

Pour les autres renseignements que l'on pourrait désirer connaître relativement à la climatologie de notre pays, nous ne croyons pouvoir mieux faire que de renvoyer le lecteur à l'étude de l'ouvrage auquel nous avons presque textuellement emprunté ce qui précède.

FÉCAMP — SES HABITANTS — SES INDUSTRIES

Notre ville semble formée de deux cités : l'une maritime, l'autre ouvrière et industrielle.

La première comprend la paroisse Saint-Etienne et diffère, comme mœurs et habitudes, de la seconde qui est sur la paroisse de la Sainte-Trinité.

Dans le quartier du Port, que nous délimiterons sur notre plan de Fécamp par une ligne passant par la chaussée Gayant, l'avenue Gambetta, les places Saint-Etienne et Thiers, enfin, la rue Charles-Leborgne, se trouve toute la population qui vit de la petite et de la grande pêches.

A cette dernière sont employés les marins qui nous ramènent la morue. Elle joue un rôle insignifiant dans ce qui a trait à cet ouvrage, Fécamp n'étant qu'un port d'armement et non de déchargement de ce poisson.

La petite pêche, au contraire, occupe un assez grand nombre de petits bateaux qui vont à la recherche du maquereau et surtout du hareng, qu'on rapporte frais ou saumuré, suivant l'époque de l'année.

Ces maquereaux et ces harengs subissent chez les *saleurs* différentes préparations de lavage, saurisserie, etc., qui ont pour opération préliminaire le *caquage*, c'est-à-dire l'ablation des branchies et intestins du poisson. Ces déchets sont en grande partie utilisés et enlevés comme engrais, hors de la ville, plus tard; mais une notable quantité s'échappe dans l'eau perdue et se répand sur le pavé des cours et les ruisseaux des rues.

On lave beaucoup aussi le poisson; les écailles, des débris sont enlevés dans mille recoins, et cela, chez les saleurs les plus soigneux, à plus forte raison, chez ceux qui n'apportent pas un soin extrême au nettoyage des cours et des ruisseaux. Or, il existe fort peu de rues où l'on ne rencontre un ou plusieurs saleurs, dans cette partie de la ville.

La situation économique et sociale du quartier du Port est supérieure à celle de l'autre côté, où, au milieu de quelques familles aisées, vit une grande quantité d'ouvriers de filature et autres. Les moyens d'existence y sont bien plus précaires au point de vue des ressources et de l'hygiène individuelle que chez ceux du côté de la mer. Dans le Port, en effet, l'alcoolisme a fait jusqu'ici beaucoup moins de ravages en général que sur l'Abbaye, et il en résulte que les enfants y naissent dans des conditions de résistance autrement meilleures.

Nous verrons cependant plus tard que, malgré l'infériorité de ceux-là, ce ne sont pas eux qui fournissent le plus de victimes à la diphtérie.

Si l'on regarde maintenant l'état de la voirie, on remarque qu'il existe fort peu d'égouts, et disons-le, en passant, ces égouts aboutissent non à la mer, mais dans un bassin, bassin Bérigny, où le renouvellement de l'eau se fait très rarement.

Dans le Port, le pavage du plus grand nombre de rues est tout à fait défectueux et formé de gros cailloux mal joints. Les ruisseaux sont partout mal établis, parfois il n'en existe encore qu'un seul au milieu de la voie. Il en résulte que, malgré les chasses prescrites par la police de la ville pour enlever le plus loin possible les débris de poisson, une notable partie des déchets reste accrochée aux cailloux ou stagne dans les interstices des pavés, jusqu'à ce qu'une nouvelle ondée les enlève ou les repousse un peu plus à l'écart.

L'eau potable nous vient de deux points, situés aux extrémités de la ville, de Grainval et de l'Epinay. La canalisation est tout le temps à l'abri : il n'y a rien à lui reprocher que sa trop faible quantité de débit.

Pour les autres sources d'eau que l'on pourrait utiliser au lavage des rues, nous ne pouvons mieux faire que de prier le lecteur de bien vouloir examiner le plan ci-joint de la ville, où il pourra voir toutes les ressources précieuses que l'on en pourrait tirer.

ÉTAT CIVIL DE FÉCAMP

Le dernier recensement a donné, pour la population, le chiffre de 13.122, dont : 6.858 habitants sur l'Abbaye ; 6.269 sur Saint-Etienne.

Pendant les années 1881 à 1887, voici la moyenne des naissances, décès et mariages :

Décès.	381.8
Naissances . . .	424.5
Mariages	106.

Soit un excédent de 42.7 en faveur des naissances. Il faut noter dans les décès ceux qui sont déclarés à l'état civil comme nés sans vie, et dont le nombre moyen est de 20 par an ! Si nous retranchons ce nombre de celui des décès par maladie ou autre cause, il ne reste plus que 361.8 en moyenne.

C'est sur ces données que nous allons rechercher le rôle que joue dans cette statistique la mortalité par diphtérie.

Nous examinerons ce qui s'est passé avant notre venue à Fécamp, c'est-à-dire de 1868 à 1881, depuis la création d'un service officiel de constatation des décès à domicile par un médecin. Nous prendrons ensuite la période dont nous avons été témoin de 1881 à 1887.

LA DIPHTÉRIE A FÉCAMP, DE 1868 A 1881

Un de nos confrères, M. Valois, nous disait un jour, avant que nous n'eussions entrepris ces quelques recherches, qu'il soignait maintenant beaucoup plus de diphtéritiques qu'au début de sa carrière, et qu'à cette époque on entendait très peu parler de cette maladie.

Ce fait se trouve confirmé par les chiffres que nous allons établir plus tard.

Comme partout ailleurs, et notamment dans la Seine-Inférieure, la diphtérie a dû élire un beau jour domicile à Fécamp, d'une façon marquante. A quelle époque ce fait s'est-il produit ? Nous n'avons pu le déterminer, les bulletins officiels de constatation des décès par un médecin, ne datant que de 1868.

Mais si, dans le reste du département, on la voit paraître notablement depuis une trentaine d'années environ, comme l'établit, dans sa thèse, notre ami P. Valin, il y a bien à penser qu'il a dû en être de même chez nous. Au début, les cas sont peu nombreux ; mais plus tard, quelle différence dans les statistiques, on en note plus du double, parfois le triple des fortes années d'alors !

DÉCÈS PAR DIPHTÉRIE A FÉCAMP
De 1868 à 1881

(Les années 1875-76-77-79 n'ont pu être retrouvées à l'État civil)

MOIS	1868	1869	1870	1871	1872	1873	1874	1878	1880
Janvier . .	....	2	0	1	1	1	1	2	2
Février . .	....	0	0	1	0	1	0	1	1
Mars. . . .	4	1	2	1	2	1	2	2	0
Avril. . . .	2	3	0	0	2	1	1	0	1
Mai	0	1	1	0	0	0	7	1	0
Juin	1	0	0	1	0	3	0	0	1
Juillet . . .	1	1	1	0	0	2	1	0	0
Août. . . .	1	4	1	0	0	0	0	0	0
Septembre.	0	0	0	1	0	0	4	2	0
Octobre . .	0	0	0	3	0	0	3	0	0
Novembre.	1	3	0	1	0	0	2	0	0
Décembre .	2	1	2	1	0	1	0	0	1
Totaux. . .	12	16	7	10	5	10	21	8	6

Nous n'avons pu nous procurer à l'État civil

les feuilles de constatation des décès pour les années 1875-76-77-79.

Nous n'établirons donc de comparaison qu'entre la période septennale du début et celle dont nous avons été témoin.

Nous devons dès l'abord faire remarquer que parmi les chiffres de décès relatés dans le tableau ci-contre, se trouvent compris des cas désignés sous le nom vague d'*angine*, et qui portent sur des enfants de quelques jours, quelques semaines et quelques mois. Ces cas, par conséquent, sont plus que douteux.

Il en résulterait donc que les chiffres émis seraient au-dessus de la réalité. Mais, dans la crainte de commettre quelque erreur, nous avons préféré les maintenir, et cependant ils n'infirment pas les conclusions que nous pourrons tirer de la comparaison de ce premier tableau d'avec le second.

On peut remarquer combien le nombre des décès par diphtérie est relativement faible par rapport à ceux causés par toute autre maladie. Seule, l'année 1874 présente un chiffre énorme pour l'époque, et nous voyons que pendant deux mois, surtout celui d'avril, la maladie a sévi sous forme d'épidémie.

On peut faire la même remarque pour l'année 1869. Les autres périodes offrent une mortalité beaucoup moindre, surtout si on les compare à ce qui s'est passé douze ans après. Ce ne sont en effet que 12-7-10-5 o/o cas par an ; soit, en tout, pour ces sept années, 79 décès contre 188, de 1881 à 1887, c'est-à-dire plus du double !

LA DIPHTÉRIE A FÉCAMP, DE 1881 A 1887

Dans cette période, les décès ne sont plus vaguement désignés sous le nom d'*angine*, ils sont nettement notés : *angine couenneuse — croup — diphtérie.* C'est donc sur des données certaines que nous pouvons maintenant dresser le tableau qui suit :

CAS DE DÉCÈS PAR DIPHTÉRIE de 1881 à 1887

MOIS	1881	1882	1883	1884	1885	1886	1887	TOTAUX Mensuels
Janvier . .	2	0	4	3	4	5	3	21
Février . .	0	2	1	5	2	1	6	17
Mars. . . .	1	3	0	5	4	1	4	18
Avril. . . .	1	3	1	0	0	1	5	11
Mai	4	0	1	3	3	3	4	18
Juin	4	1	1	3	4	2	3	18
Juillet . . .	1	2	0	2	0	0	3	8
Août. . . .	0	1	0	2	3	4	4	14
Septembre.	3	2	1	1	0	4	5	16
Octobre . .	0	4	2	1	2	0	3	12
Novembre.	2	0	0	3	1	4	3	13
Décembre .	1	0	1	9	2	6	3	22
Totaux mensuels.	19	18	12	37	25	31	46	188

Ce tableau nous donne 188 décès par diphtérie, en 7 ans ; c'est-à-dire un décès par 70.1 habitants. Dans la première période septennale, il n'y avait que 79 décès, soit 1 pour 161 habitants, plus de la moitié moins.

C'est dans ces quatre dernières années que la proportion de mortalité a surtout considérablement augmenté, et là, la progression est fortement accentuée. Et cependant, on ne peut pas dire qu'il y ait eu épidémie à proprement parler, la maladie est endémique. Chaque mois apporte son contingent de décès.

Si l'on compare les deux tableaux, on voit combien les o mensuels sont rares et les chiffres deviennent de plus en plus forts au contraire. Et puis, il faut noter que l'on ne parle ici que des décès et non des cas de diphtérie, ce qui donnerait une bien autre proportion. Le docteur P. Valin, en effet, l'a bien noté dans son travail inaugural : la diphtérie agit avec moins de sévérité dans la Seine-Inférieure que partout ailleurs, à Paris, par exemple. La malignité est bien moins grande et les cas de guérison sans production d'intoxication générale ou d'extension au larynx sont assez fréquents.

S'il en était autrement, quels chiffres énormes de mortalité n'aurait-on pas ! Il ne se passe guère de semaine sans que, les uns ou les autres, nous n'ayons un cas de diphtérie à soigner.

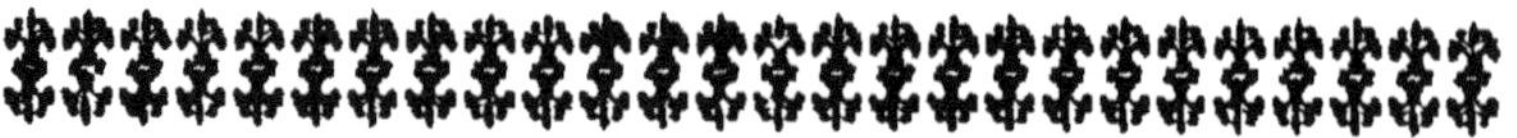

MODE ET CAUSES DE DIFFUSION DU FLÉAU A FÉCAMP

Dans le but de nous rendre compte de la manière dont la diphtérie se répartit dans notre ville, nous avons eu l'idée de marquer, sur un plan de Fécamp, chacune des maisons où la diphtérie a fait des victimes.

Dès qu'on y jette les yeux, on est frappé de la forte proportion de points qui existent dans le quartier du Port, par rapport à l'autre partie de la ville.

Pourtant, la population y jouit de conditions sociales généralement meilleures que dans la seconde. Il existe un bien plus grand nombre d'indigents dans celle-ci que dans l'autre. Certaines rues, comme celles de l'Aumône, de l'Hospice, Arquaise, Queue-de-Renard, Saint-Nicolas, etc., sont presqu'entièrement habitées par des ouvriers malheureux, et aussi populeuses en enfants que celles du Port. Les logements y sont plus insalubres. En un mot, les misères physiologique et économique bien plus grandes.

Et cependant, la diphtérie y sévit avec moins de sévérité. Pourquoi ? c'est ce que nous allons chercher à expliquer.

Dès que le poison diphtéritique eut élu domicile à Fécamp, il y a probablement quelque trentaine d'années, il y trouva comme partout des fumiers, des matières organiques en putréfaction qui ont pu lui servir de milieux de culture. Mais c'est surtout du côté de la mer que ces sortes de bouillons malfaisants se sont surtout montrés favorables à son ensemencement et à sa pullulation.

S'il est vrai que, comme l'a dit Richet, les écailles et le péritoine des poissons soient des réceptacles de micro-organismes, les conditions étaient des meilleures à Fécamp pour que la chose eût lieu. Nous avons montré en effet plus haut que du côté du Port vivait une classe spéciale de commerçants, dont l'industrie s'exerce entièrement dans la préparation du poisson. Nous avons dit que la principale élaboration subie par cette denrée, consiste dans ce qu'on nomme le *caquage*, c'est-à-dire l'ablation des branchies et d'une partie du contenu de l'abdomen. En même temps on lui fait subir de nombreux lavages qui enlèvent une notable quantité d'écailles.

Après ces différentes manipulations, le résidu est entraîné, soit au bassin, soit à la mer, au moyen de chasses produites lorsque l'on vide les grands bacs ou les cuves où elles se pratiquent. Ces chasses ont pour but de nettoyer les cours, de favoriser l'entraînement de la masse liquide vers sa destination.

L'ondée est forte, la plus grande partie de l'eau s'en va, mais sur ses bords se trouvent également des détritus qui s'accrochent aux aspérités des pavés, et séjournent dans leurs interstices. Une nouvelle poussée les en dégage, les entraîne définitivement ou les repousse plus loin.

On pourra se rendre compte de l'énorme quantité de poisson qu'on travaille à Fécamp, dans le seul quartier de la mer, quand nous aurons dit que pour l'année 1887-1888, on a pêché plus de 300,000 mesures de harengs seulement, ce qui représente le chiffre de 36 millions de poissons. Nous ne comprenons pas dans ce chiffre, remarquons-le, les maquereaux qu'on pêche, il est vrai en moins grande quantité, mais qu'on traite également dans notre ville, et auxquels on fait subir à peu près les mêmes préparations qu'au hareng.

Nous l'avons noté plus haut, le pavage est déplorable dans la plupart des rues du Port. Ce sont de gros galets ronds qui le constituent, aussi bien que les ruisseaux. Ceux-ci sont encore, par places, au milieu de la rue.

Beaucoup d'habitants ont la fâcheuse habitude de jeter leurs eaux ménagères sur la voie, quelqu'attention qu'on puisse y apporter pour les en empêcher. Nous avons été témoin bien des fois de ce fait comme aussi de celui qui leur faisait jeter ce qui avait servi à recueillir le résidu des lavages et gargarismes de la gorge d'enfants atteints de diphtérie, même lorsqu'il y avait des fausses membranes dans cette eau.

Dans un milieu aussi favorable à l'ensemencement que celui du pavé de la rue ou des cours, quoi d'étonnant que le poison diphtéritique y pullule et fasse bien plus de victimes dans son voisinage que dans le reste de la ville ?

Bien que chaque maison, à Fécamp, soit généralement habitée par une seule famille, les enfants sont presque continuellement à jouer dans la rue. Or, c'est un fait dont tout le monde est témoin chaque jour, ici comme partout ailleurs, ces pauvres petits êtres ont la funeste habitude de jouer trop souvent avec l'eau des ruisseaux. Nous en avons vu pour notre part bien des fois tremper leurs petits doigts dans cette eau mortelle pour eux et les porter ensuite à leur bouche. Qu'ils y laissent tomber un jouet, un objet quelconque, qu'on y prenne un peu garde, c'est toujours, à un moment donné, à ce point que l'objet finira par aller.

Et puis, après tous ces contacts de leurs mains avec cette eau malsaine, quand ils rentrent à la maison, à l'heure du repas, on ne prend guère soin de les leur faire laver ; ils touchent alors aux aliments, et avec toutes les autres causes énoncées plus haut, les raisons d'infection possible sont constituées.

C'est à notre avis un des modes les plus fréquents du contage diphtéritique. Reste encore, entre beaucoup d'autres, celui qui se produit lorsque des micro-organismes desséchés sont entraînés par le vent et portés dans les voies respiratoires.

Il est le même partout et aussi certain malheureusement, comme l'a bien démontré l'an dernier M. Teissier, dans son rapport à l'Académie des Sciences.

Quant aux autres voies que peut prendre ce poison pour parvenir aux enfants, l'infection du sol des maisons, de leurs murs, par exemple, nous n'avons pas à nous en occuper aujourd'hui. Nous espérons y revenir plus tard comme sur plusieurs autres points ayant trait à la diphtérie.

Nous croyons cependant pouvoir signaler dès maintenant, à l'appui de cette thèse, notre observation que le Dr P. Valin a bien voulu relater dans son travail inaugural, et que nous pourrons d'ailleurs étayer de plusieurs autres plus démonstratives encore, à notre avis. Il nous semble, en effet, que ce qui est vrai pour le sol de la rue l'est bien également pour celui des maisons et, que là encore, réside un vaste terrain de culture, dans un quartier où la principale, souvent l'unique nourriture, consiste en poisson.

Dans l'autre partie de la ville, il existe aussi des points, il est vrai, mais ils sont disséminés et bien moins fréquents. En cherchant bien, nous n'avons vu nulle part aucune cause spéciale de propagation du poison diphtéritique; elles sont les mêmes que dans les autres villes : matières organiques, contage direct, etc.

En examinant de plus près le plan du quartier de l'Abbaye, nous voyons deux îlots où les points sont plus groupés. L'un d'eux est dans un endroit élevé dit : *Quartier Saint-Léger*, l'autre plus près de l'Abbaye, rue des Forts et dans le voisinage.

Nous avons cru en trouver la cause dans l'existence de porcheries établies dans l'un et l'autre endroits.

A Saint-Léger, tout dans le haut, depuis

nombre d'années était une étable où on entretenait une assez grande quantité de porcs ; on y tuait et faisait de la charcuterie. Les détritus étaient jetés dans une mare d'eau et sur le fumier pour former de l'engrais qu'on semait sur le jardin y attenant. Il filtrait du liquide dans le ruisseau de la rue à de certains moments.

De nombreux enfants recherchent précisément ce coin tranquille pour y jouer ; nombreuses ont été les victimes, comme on peut le voir sur le plan. On a transporté, depuis plus d'un an, la porcherie à la campagne, et dès lors la mortalité a, sinon disparu, au moins considérablement diminué.

Même remarque pour ce qui s'est passé près de l'Abbaye. Une porcherie existait chez un boulanger ; nombre de cas de croup tout autour, chez les voisins ; suppression sévère et nettoyage de l'étable, pas de nouveaux cas.

Ces faits, une fois établis, si nous recherchons combien il y a eu de décès par diphtérie dans chaque paroisse pendant ces sept dernières années, nous trouvons :

Quartier du Port	100.
Quartier de l'Abbaye. . .	88.

Or, sur ces 88 derniers cas, 21 appartiennent

aux deux modes de contage que nous venons de signaler (Saint-Léger, rue des Forts), ce qui ne donne plus que 67 cas.

Nous voyons d'un autre côté que la population se répartit de la façon suivante dans chaque quartier :

Abbaye . . . 6,858 habitants.
Saint-Etienne . 6,264 —

Or, c'est cette dernière la plus éprouvée, puisqu'il y a :

1 habitant par 77.8 sur l'Abbaye.
1 — — 62.6 sur Saint-Etienne.

Ainsi, pour une population moindre du côté de la mer, comme l'établissent les chiffres ci-dessus, la mortalité y est plus grande.

La proportion de mortalité dans l'un et l'autre sexes, nous donne pour les 188 cas :

89 filles.
99 garçons.

Les mois de janvier et décembre amènent le plus grand nombre de décès : 21. Ce sont ceux également où se fait la plus forte manipulation de poisson. Viennent ensuite : mars, mai, juin, 18 ; février, 17 ; septembre, 16 ; août, 14 ; novembre, 13 ; octobre et avril, 11 ; juillet, 8.

Dans ce dernier mois, on ne travaille pour ainsi dire pas au poisson, en ce qui concerne le caquage. Il ne se fait guère que du saurissage. Cette opération consiste à enfumer le poisson et n'a pas d'action dans le sens qui nous occupe.

MOYENS DE COMBATTRE LE FLÉAU

Le mal, à notre avis, est produit par l'accumulation de matières organiques sur le sol. Elles sont des milieux tout favorables à son ensemencement et à sa pullulation.

C'est donc dans ce sens qu'il faudrait agir.

Il serait nécessaire que le pavage des rues fût refait soigneusement, qu'aux galets fussent substitués des pavés de granit, jointoyés au ciment.

Les ruisseaux devraient également être installés d'une façon convenable et bien lisses, pour faciliter l'écoulement des eaux. Ces ruisseaux seraient doubles, un de chaque côté de la rue et non uniques comme cela existe dans certaines voies.

Avec la richesse en eaux courantes que nous possédons, ne serait-il possible d'en amener une certaine quantité, qui, indépendamment de celles qu'on utilise pour l'alimentation, n'aurait d'autre but que de faire des chasses journalières ou bi-quotidiennes dans les rues refaites et d'entraîner à la mer et non dans le bassin, tout ce qui pourrait stagner sur la voie ? Quelque bonne volonté que puissent y mettre les saleurs, les concessions d'eau qu'on leur fournit sont d'un prix élevé, ils ne peuvent donc en dépenser autant qu'ils le voudraient. Ils ne peuvent gaspiller l'eau, et cependant cela est d'absolue nécessité dans la circonstance.

Il serait urgent qu'on leur permît de le faire en abaissant le tarif de leurs concessions. Les mesures de police pourraient alors être appliquées dans toute leur rigueur et la tâche serait simplifiée par le bon état de la voirie, si déplorable à cette heure. De fréquents balayages, et faits minutieusement, seraient prescrits ; c'est de toute urgence.

A l'objection que l'on pourrait nous faire que les dépenses seraient grandes pour repaver toutes les rues, nous répondrons par le raisonnement suivant :

La valeur moyenne de l'existence en France est de 1,040 francs. Or, si nous établissons une moyenne de 26 cas de mort par diphtérie par an, c'est donc 26 fois 1,040 francs que perd la ville chaque année, c'est-à-dire 27,040 francs ; ce qui, sans les intérêts, que l'on peut facilement établir, donne un chiffre, en 10 ans, de 270,400 fr.

Cette somme, à notre avis, pourrait combler une partie des dépenses. On aurait de plus sauvegardé de précieuses existences, ce qui a sa valeur.

Et puis, que l'on y prenne garde, nous l'avons fait voir, la diphtérie va sans cesse grandissant de gravité chez nous. L'on peut déjà prévoir les proportions effrayantes qu'elle peut atteindre un beau jour.

Tous ceux qui, comme nous, ont pu être témoins actifs ou passifs de la mort d'un pauvre petit être en proie à la terrible agonie que cause cette atroce maladie, comprendront et excuseront que nous ayons élevé la voix pour dire à ceux dont c'est le devoir, de nous prémunir contre de tels malheurs.

Une plaie terrible nous accable et menace de devenir plus grande. Nous croyons avoir trouvé le remède qui lui convient. En tout cas, le mal existe ; il faut chercher le moyen de le combattre. Il y a urgence, et nous pensons que l'administration doit s'en émouvoir autant que nous-même.

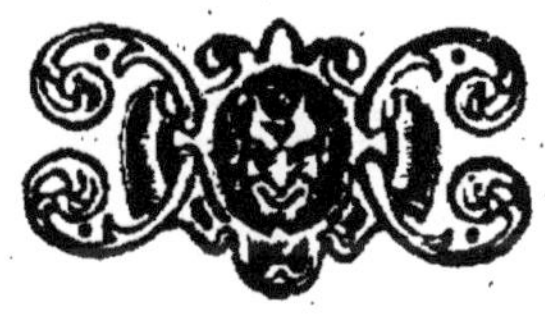

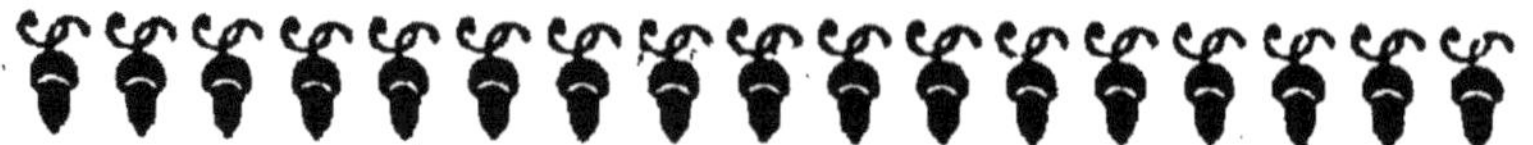

CONCLUSIONS

La diphtérie sévit à Fécamp avec une grande rigueur, surtout du côté du Port. Le mal va sans cesse grandissant.

— Le fléau nous semble venir du mauvais état du pavage des rues et des ruisseaux et de l'accumulation dans ses interstices de matières organiques de poisson.

— Il faudrait que le pavage fût refait et souvent arrosé.

— On ne devrait pas tolérer de porcheries dans le centre de la ville.

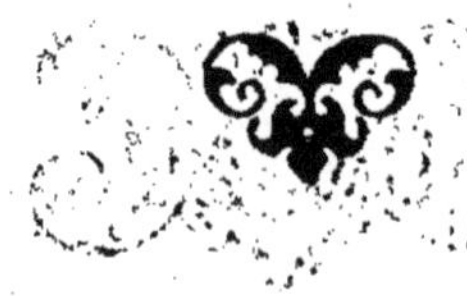

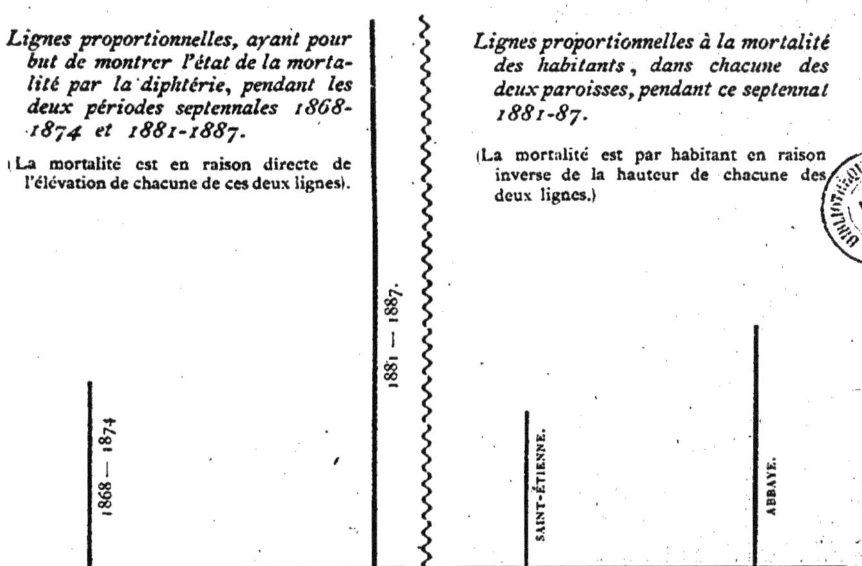
Lignes proportionnelles, ayant pour but de montrer l'état de la mortalité par la diphtérie, pendant les deux périodes septennales 1868-1874 et 1881-1887.
(La mortalité est en raison directe de l'élévation de chacune de ces deux lignes).
1868 — 1874
1881 — 1887.
Lignes proportionnelles à la mortalité des habitants, dans chacune des deux paroisses, pendant ce septennat 1881-87.
(La mortalité est par habitant en raison inverse de la hauteur de chacune des deux lignes.)
SAINT-ÉTIENNE.
ABBAYE.

TABLE DES MATIÈRES

Fécamp. — Impr. L. Durand et Fils, rue de l'Inondation

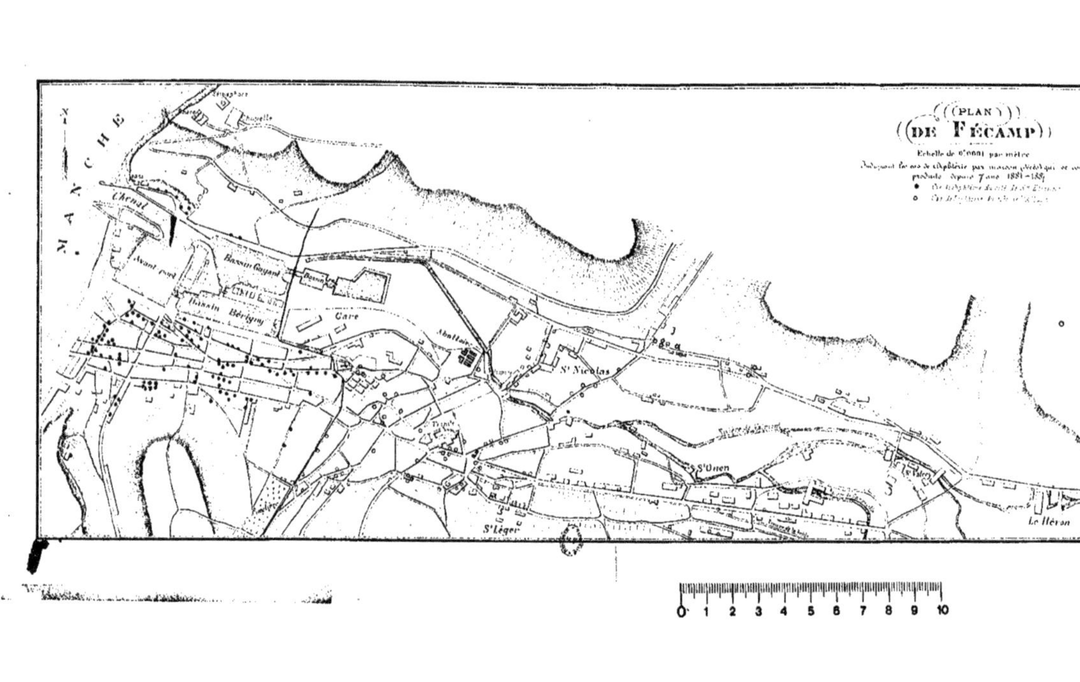

0 1 2 3 4 5 6 7 8 9 10

www.ingramcontent.com/pod-product-compliance
Ingram Content Group UK Ltd.
Pitfield, Milton Keynes, MK11 3LW, UK
UKHW020411220726
13923UKWH00004B/1876

9 782016 204191